Vivre avec audace malgré l'endométriose

Le guide essentiel pour faire face et prospérer malgré l'endométriose

Theodora Bagwell

Droits d'auteur@ 2024

Il est essentiel de se rappeler que le contenu de ce livre est uniquement destiné à être informatif et ne doit pas être interprété comme un conseil médical.

Il est toujours conseillé de discuter de toute préoccupation ou question médicale que vous pourriez avoir avec votre médecin ou d'autres prestataires de soins de santé agréés.

Table des matières

Préface

Des millions de personnes dans le monde souffrent d'endométriose, mais cette maladie est souvent mal diagnostiquée et mal comprise. L'objectif de ce guide est d'aider les personnes à faire face aux difficultés associées à cette maladie en leur offrant des informations claires et utiles.

J'ai moi-même vécu l'angoisse, la perplexité et la frustration que vivent de nombreuses personnes atteintes d'endométriose. J'ai créé ce livre pour fournir une ressource complète permettant de comprendre les symptômes, d'examiner les traitements possibles et de trouver des idées pour améliorer la vie au quotidien.

Chaque chapitre présente les causes, les facteurs de risque et le traitement de l'endométriose, ainsi que des conseils adaptés spécifiquement aux adolescentes et aux femmes ménopausées. Je souhaite que ce livre vous donne la confiance nécessaire

pour prendre en charge votre santé, obtenir
les soins dont vous avez besoin et réaliser
que vous n'êtes pas seule.

Avec empathie et soutien,
Dr. Theodora Bagwell

Chapitre un

Comprendre l'endométriose

L'endométriose est bien plus qu'une simple maladie. C'est une expérience profondément personnelle et souvent mal comprise qui touche des millions de femmes dans le monde. Découvrez comment elle se manifeste et pourquoi elle peut avoir un impact aussi profond sur la vie de celles qui en souffrent.

Lorsque l'endomètre, ou un tissu ressemblant à la muqueuse utérine, commence à proliférer à l'extérieur de l'utérus, l'endométriose se développe. Ce tissu est présent dans la cavité pelvienne ainsi qu'à l'extérieur de l'utérus, dans les trompes de Fallope et dans les ovaires. Dans de rares cas, il peut s'étendre au-delà des organes pelviens.

Ce tissu s'épaissit, se dégrade et saigne comme il le ferait habituellement tout au long du cycle menstruel chaque mois.

Ce tissu déplacé ne peut cependant pas être évacué du corps, contrairement à la muqueuse utérine, qui le fait pendant les règles. Cela entraîne des douleurs, une inflammation et le développement d'adhérences, ou de tissu cicatriciel.

La prévalence de l'endométriose

L'endométriose est une maladie courante qui touche environ 10 % des femmes en âge de procréer. Elle est encore souvent mal diagnostiquée et mal interprétée, bien qu'elle soit très courante. Avant de recevoir un diagnostic correct, de nombreuses femmes souffrent en secret pendant des années, en étant souvent assurées que leur douleur est « normale » ou « dans leur tête ».

Être conscient de l'endométriose et de ses effets sur le bien-être physique, mental et social d'un individu est la première étape vers la compréhension de la maladie.

Symptômes de l'endométriose

Les symptômes de l'endométriose peuvent prendre de nombreuses formes différentes et chaque personne peut souffrir de la maladie à des degrés divers de gravité. Les symptômes typiques sont les suivants :

- Douleur pelvienne
- Règles douloureuses (dysménorrhée)
- Douleur pendant les rapports sexuels
- Douleur lors des selles ou de la miction
- Saignement excessif
- Infertilité

Il est important de se rappeler que la gravité de la maladie n'est pas toujours liée à l'intensité de la douleur. Si certaines femmes atteintes d'endométriose avancée peuvent ressentir peu ou pas d'inconfort, d'autres atteintes d'endométriose modérée peuvent ressentir une douleur considérable.

L'endométriose est un trouble qui peut avoir des répercussions sur toute la vie d'une femme ; il ne s'agit pas uniquement d'un trouble physique. La douleur chronique et les symptômes qui y sont associés peuvent entraîner une angoisse émotionnelle, de l'anxiété et une dépression. Elle peut avoir des répercussions négatives importantes sur les relations, l'emploi et les activités quotidiennes, ce qui peut donner à la personne atteinte un sentiment d'impuissance et de solitude.

De nombreuses personnes atteintes d'endométriose affirment que leurs amis, leur famille et même les professionnels de la santé les comprennent mal. Ce manque de connaissances et d'assistance peut rendre la gestion d'une maladie chronique plus éprouvante sur le plan émotionnel.

Diagnostic

Le diagnostic est l'une des caractéristiques les plus ennuyeuses de l'endométriose. Les femmes doivent généralement attendre sept à dix ans après l'apparition des symptômes avant de recevoir un diagnostic approprié. Plusieurs raisons, comme la normalisation des douleurs menstruelles, le manque de compréhension des professionnels de la santé et les limites des instruments de diagnostic disponibles, contribuent souvent à ce retard.

La laparoscopie, une procédure chirurgicale mini-invasive qui permet aux médecins d'inspecter l'intérieur de l'abdomen et d'obtenir des échantillons de tout tissu douteux, est la référence absolue pour détecter l'endométriose. Même avec cette méthode, le diagnostic reste difficile et de nombreuses femmes reçoivent des diagnostics erronés avant de connaître le véritable diagnostic.

Chapitre deux

La perspective médicale

Toute personne aux prises avec l'endométriose doit comprendre les aspects médicaux de cette maladie. La science de l'endométriose, y compris un examen de ses effets sur le corps, des traitements potentiels et des difficultés de son traitement médical.

L'endométriose est une maladie profondément enracinée dans les mécanismes complexes du corps humain. Il s'agit du développement de tissus ressemblant à ceux de l'endomètre à l'extérieur de l'utérus, là où ils ne devraient pas se trouver.

À chaque cycle menstruel, ce tissu indésirable subit les mêmes changements que le tissu interne de l'utérus, notamment un épaississement, une dégradation et des saignements. Néanmoins, ce tissu extérieur ne peut pas quitter le corps, contrairement au tissu interne de l'utérus, qui le fait après les règles. Il en résulte une inflammation, le développement de tissu cicatriciel (adhérences) et des kystes, en particulier des endométriomes.

De nombreux problèmes peuvent survenir à la suite de cette croissance anormale des tissus. Les adhérences peuvent empêcher les organes de se joindre, ce qui peut gravement altérer les systèmes reproducteur, digestif et urinaire. L'inflammation peut également provoquer des douleurs atroces. L'ovulation et la fertilité peuvent également être entravées par le développement de kystes ovariens.

Stades de l'endométriose

En fonction de la quantité, de la position et de la profondeur des implants endométriaux, ainsi que de l'existence et de la gravité des adhérences et des kystes ovariens, l'endométriose est classée en quatre stades :

Étape 1 (minimale) : Petits implants superficiels et éventuellement adhérences mineures.

Stade 2 (léger) : Plus d'implants, superficiels et plus profonds, ainsi que plus d'adhérences.

Étape 3 (modérée) : Nombreux implants profonds, petits kystes sur un ou les deux ovaires et adhérences plus importantes.

Stade 4 (grave) : De nombreux implants profonds, de gros kystes sur un ou les deux ovaires et des adhérences étendues.

Il est essentiel de comprendre que la gravité des symptômes n'est pas toujours liée au stade de l'endométriose. Alors qu'une femme atteinte d'endométriose de stade 4 peut ressentir peu ou pas d'inconfort, une femme atteinte d'endométriose de stade 1 peut ressentir une douleur atroce.

Options de traitement

Le traitement de l'endométriose implique souvent une combinaison de stratégies basées sur les symptômes, les objectifs et l'état de santé général de la patiente. Voici les principales interventions médicales actuellement utilisées :

Thérapies hormonales : En réduisant ou en supprimant les menstruations, l'hormonothérapie peut contribuer à stopper ou à limiter la formation de tissu endométrial. Parmi ces thérapies, on trouve :

Pilules contraceptives : En retardant le cycle menstruel, les contraceptifs oraux constituent souvent la première ligne de traitement et peuvent considérablement réduire ou éliminer la douleur.

Agonistes de l'hormone de libération des gonadotrophines (GnRH) : Ces médicaments provoquent un rétrécissement du tissu endométrial et une baisse temporaire des niveaux d'œstrogène, semblable à la ménopause.

Progestatifs : Le traitement à base de progestatif peut aider à supprimer les menstruations et à soulager les symptômes. Il peut être administré sous forme de comprimés, d'injections ou de DIU.

Inhibiteurs de l'aromatase : Ces médicaments diminuent la production d'œstrogène et sont parfois utilisés en conjonction avec d'autres thérapies hormonales.

Gérer la douleur : L'un des effets les plus invalidants de l'endométriose est la douleur. Des approches multidimensionnelles sont souvent nécessaires pour une gestion efficace de la douleur :

AINS : L'ibuprofène et d'autres médicaments anti-inflammatoires non stéroïdiens sont fréquemment utilisés pour traiter la douleur et l'inflammation.

Bloqueurs de nerfs : Dans de rares cas, des injections pour bloquer les nerfs peuvent soulager une gêne pelvienne atroce.

Opioïdes : Dans les cas graves, les opioïdes peuvent être administrés pour soulager la douleur à court terme, mais ils ne sont généralement pas recommandés pour une utilisation à long terme en raison du risque de dépendance.

Interventions chirurgicales : Lorsque l'endométriose affecte la fertilité ou que les symptômes sont sévères, une intervention chirurgicale est souvent nécessaire. Les principales alternatives chirurgicales sont les suivantes :

Laparoscopie : La procédure chirurgicale la plus populaire pour traiter l'endométriose, la laparoscopie est une technique mini-invasive qui peut être utilisée pour retirer ou éliminer les adhérences, les kystes et les implants endométriaux.

Laparotomie : Lorsque toutes les autres thérapies ont échoué, une laparotomie – une chirurgie plus intrusive qu'une laparoscopie – peut être utilisée pour traiter l'endométriose sévère.

Hystérectomie: Dans les cas graves, une hystérectomie (ablation de l'utérus) peut être envisagée, notamment si les traitements précédents ont échoué et que la patiente n'a pas l'intention de tomber enceinte. Cette intervention, qui constitue généralement une dernière option, peut ou non impliquer une excision ovarienne (ovariectomie).

Le rôle du système immunitaire

Selon les recherches, l'endométriose pourrait être fortement influencée par le système immunitaire au cours de son apparition et de son évolution. Le système immunitaire ne semble pas être en mesure d'identifier et d'éliminer le tissu endométrial déplacé chez les femmes atteintes d'endométriose.

En ce qui concerne l'endométriose, une intervention précoce peut grandement améliorer les résultats. Un diagnostic et un traitement précoces de l'endométriose peuvent réduire le risque de complications, empêcher la maladie de s'aggraver et améliorer la qualité de vie des personnes qui en sont atteintes.

Cependant, de nombreuses femmes ne bénéficient pas d'un diagnostic précoce car les symptômes sont souvent ambigus et variables.

La complexité des options de traitement

Choisir un traitement pour l'endométriose n'est pas toujours simple. Il faut évaluer les avantages et les inconvénients de chaque choix en tenant compte des symptômes, des objectifs (comme la gestion de la douleur ou la préservation de la fertilité) et des préférences de la patiente.

Pour certains, le maintien de la fertilité peut être l'objectif principal, ce qui pourrait expliquer leur désir de procédures moins intrusives ou de types particuliers de chirurgie.

D'autres peuvent donner la priorité à la réduction de l'inconfort et à l'amélioration du fonctionnement quotidien, ce qui peut donner lieu à d'autres options thérapeutiques.

La complexité des choix de traitement souligne la valeur des soins individualisés et la nécessité pour les patients et les prestataires de soins de santé de collaborer étroitement pour créer un plan adapté aux besoins et à la situation particuliers de chaque patient.

Chapitre trois

Vivre avec l'endométriose

Vivre avec l'endométriose est un chemin difficile comportant de nombreuses difficultés particulières, des hauts et des bas émotionnels et un besoin d'adaptation continue.

Malgré les difficultés que l'endométriose peut entraîner, vous pouvez avoir une vie heureuse en apprenant à connaître votre corps, en gérant correctement vos symptômes et en obtenant l'aide dont vous avez besoin.

Comprendre votre corps et vos symptômes

L'endométriose affecte les gens de manière différente. Il est donc important de savoir comment votre corps se manifeste face à la maladie. La gamme des symptômes est large et comprend tout, des douleurs menstruelles intenses à l'épuisement persistant, en passant par les problèmes digestifs et même l'infertilité. Vous pouvez mieux contrôler vos symptômes si vous êtes conscient des signaux envoyés par votre corps.

Il peut être utile de tenir un journal complet de vos symptômes afin de repérer les tendances et les déclencheurs. Notez tous les symptômes supplémentaires que vous présentez, tels que des ballonnements ou une fatigue, ainsi que l'heure à laquelle la douleur a commencé, ce que vous avez ressenti et ce que vous faisiez à ce moment-là.

Une aggravation soudaine des symptômes est appelée poussée. Le stress, un régime alimentaire particulier, des fluctuations hormonales ou un effort physique peuvent tous en être la cause. Vous pouvez mieux éviter ou contrôler vos déclencheurs si vous en avez conscience.

Stratégies de gestion de la douleur

L'un des signes les plus fréquents et souvent invalidants de l'endométriose est la douleur. Une gestion efficace de la douleur nécessite une stratégie à multiples facettes adaptée à vos besoins individuels.

Pour les douleurs légères à sévères, des médicaments en vente libre comme l'ibuprofène ou le naproxène peuvent être utiles.

Des médicaments sur ordonnance, comme des thérapies hormonales ou des relaxants musculaires, peuvent être nécessaires en cas de douleur plus intense. Assurez-vous de consulter votre médecin avant de commencer à prendre tout nouveau médicament.

Les crampes menstruelles et les douleurs pelviennes peuvent être instantanément soulagées en appliquant un coussin chauffant ou une bouillotte sur le bas du dos ou l'abdomen.

La douleur au niveau du bassin peut être atténuée et la fonction musculaire peut être améliorée grâce à une physiothérapie spécialisée du plancher pelvien. Vous pouvez suivre des exercices et des étirements prescrits par un physiothérapeute.

Changements dans la nutrition et le mode de vie

L'adoption d'un mode de vie sain peut grandement améliorer la gestion des symptômes de l'endométriose. Bien qu'il n'existe pas de régime alimentaire spécifique pour l'endométriose, plusieurs aliments peuvent contribuer à réduire l'inflammation et à améliorer la santé générale.

Adoptez une alimentation riche en céréales complètes, fruits, légumes et acides gras oméga-3, qui sont des aliments qui réduisent l'inflammation. Limiter la consommation de viande rouge, de sucre et d'aliments transformés peut également aider à gérer l'inflammation.

La consommation d'eau est importante pour la santé générale et peut aider à la digestion et à la gestion des ballonnements.

Des exercices réguliers et légers contribuent à améliorer l'humeur et à réduire l'inconfort. Les activités physiques telles que le yoga, la natation et la marche sont douces pour le corps et présentent de nombreux avantages.

Chapitre quatre

Fertilité et endométriose

Les inquiétudes concernant la fertilité et la possibilité de conception peuvent être une source majeure de stress et d'anxiété pour un grand nombre de personnes atteintes d'endométriose.

Bien que l'on sache que l'endométriose a un impact sur la fertilité de diverses manières, être conscient de la maladie et de vos alternatives peut vous permettre de prendre des décisions éclairées concernant votre santé reproductive.

Selon le degré et la localisation du tissu endométrial, l'endométriose peut affecter la fertilité de plusieurs façons :

Déformations anatomiques : Les adhérences et les kystes, deux pathologies provoquées par une endométriose sévère, peuvent modifier la structure des organes reproducteurs. Les adhérences peuvent par exemple obstruer ou tordre les trompes de Fallope, ce qui rend plus difficile le passage de l'ovule des ovaires à l'utérus.

Inflammation: L'utérus, les trompes de Fallope et les ovaires peuvent tous être affectés négativement par l'inflammation provoquée par les implants endométriaux, ce qui peut rendre la fécondation ou l'implantation plus difficile.

Ovulation et qualité des ovules : Les mécanismes précis sous-jacents à l'impact de l'endométriose sur ces processus restent flous, mais certaines études indiquent qu'elle pourrait avoir un effet sur l'un ou l'autre.

Système immunitaire: L'endométriose peut altérer le milieu immunologique pelvien, créant des conditions défavorables à la survie et à la fécondation des spermatozoïdes.

Il est important de se rappeler que de nombreuses femmes atteintes d'endométriose parviennent à concevoir, soit naturellement, soit avec l'aide d'un médecin. L'expérience de chaque personne avec l'endométriose et ses effets sur la fertilité sont uniques.

Options de fertilité

Il est essentiel de comprendre qu'il existe différentes alternatives de fertilité accessibles si vous souffrez d'endométriose et envisagez de fonder une famille.

La meilleure option pour vous dépendra de votre situation particulière, de votre âge, de la gravité de votre endométriose et de votre état de santé général.

De nombreuses personnes atteintes d'endométriose légère à modérée parviennent à tomber enceintes spontanément. Vous pouvez envisager de concevoir naturellement si vos symptômes sont sous contrôle et qu'il n'y a pas d'adhérences ou de kystes majeurs affectant vos tissus reproducteurs.

Selon votre situation particulière, votre professionnel de la santé peut vous aider à comprendre vos chances de concevoir naturellement.

Traitements de fertilité

Induction de l'ovulation : Cette procédure consiste à utiliser des médicaments qui provoquent la libération d'ovules par les ovaires. Pour améliorer les chances de grossesse, elle est souvent utilisée en association avec des rapports sexuels programmés ou une insémination intra-utérine (IIU).

Insémination intra-utérine (IIU) : Pour favoriser la conception, l'insémination artificielle consiste à injecter du sperme directement dans l'utérus au moment approximatif de l'ovulation. Les personnes atteintes d'endométriose légère à modérée peuvent bénéficier de cette approche.

Fécondation in vitro (FIV) : Lorsque les autres traitements de fertilité ont échoué ou qu'il existe une endométriose sévère avec des déformations anatomiques notables, la FIV est parfois considérée comme le traitement le plus efficace contre l'endométriose.

Au cours de la fécondation in vitro (FIV), les ovaires sont stimulés pour générer plusieurs ovules, les ovules sont extraits, fécondés en laboratoire et les embryons résultants sont insérés dans l'utérus.

La chirurgie visant à éliminer les adhérences, les kystes et les lésions endométriales peut parfois améliorer le succès de l'infertilité.

La méthode la plus courante, la chirurgie laparoscopique, peut aider à restaurer l'anatomie et la fonction normales. En fonction du niveau de fertilité souhaité et de la gravité de votre endométriose, votre médecin vous indiquera si la chirurgie est une bonne option pour vous.

Planifier l'avenir

Il existe des mesures proactives que vous pouvez prendre dès maintenant si vous souffrez d'endométriose et que vous vous inquiétez de votre capacité à concevoir à l'avenir.

Si vous n'êtes pas prête à tomber enceinte mais que vous vous inquiétez de votre fertilité future, envisagez des méthodes de préservation de la fertilité comme la congélation des ovules ou des embryons. Ces choix peuvent augmenter vos chances de fonder une famille tout en vous procurant une tranquillité d'esprit.

Consultez régulièrement votre gynécologue ou votre spécialiste de la fertilité pour suivre l'évolution de l'endométriose et déterminer les éventuels effets sur votre système reproducteur. Il est possible de prendre des décisions éclairées concernant votre santé reproductive en restant proactive.

Restez informé des dernières découvertes et avancées en matière d'endométriose et de thérapies de reproduction. La médecine de la reproduction est une discipline en plein essor, avec de nouvelles possibilités et de nouveaux traitements qui apparaissent régulièrement.

Chapitre cinq

Méthodes intégratives et holistiques

Les traitements contre l'endométriose ne suffisent souvent pas à la gérer. De nombreuses personnes constatent que leur bien-être général et la gestion de leurs symptômes sont améliorés lorsque des traitements holistiques et intégratifs sont inclus dans leur plan de traitement.

Traiter la personne dans sa globalité – esprit, corps et âme – plutôt que simplement les symptômes de la maladie est l'objectif de la médecine holistique et intégrée.

Les patients peuvent traiter de nombreuses facettes de leur santé en combinant des thérapies complémentaires avec des traitements médicaux traditionnels.

Encourager la santé générale et le bien-être en mettant l'accent sur les ajustements alimentaires, la réduction du stress et les remèdes naturels qui aident aux processus naturels de guérison du corps.

L'intégration de thérapies médicales et complémentaires peut aider à la gestion de la douleur, à la réduction du stress, au bien-être mental et à la restauration de l'énergie.

Alimentation et nutrition

La nutrition et le régime alimentaire sont très importants dans la prise en charge de l'endométriose. Bien qu'il n'existe pas de régime alimentaire unique qui puisse traiter l'endométriose, certains ajustements alimentaires peuvent contribuer à réduire l'inflammation et à atténuer les symptômes.

Manger des aliments qui réduisent l'inflammation corporelle peut aider à gérer la douleur et d'autres symptômes.

Assurez-vous d'inclure beaucoup de céréales, de fruits, de légumes et de protéines maigres nutritifs. Les noix, les graines de lin et les fruits de mer contiennent tous des acides gras oméga-3, qui sont particulièrement sains.

Certains aliments peuvent aggraver les symptômes de l'endométriose. La viande rouge, les produits laitiers, le gluten, la caféine et les aliments transformés en sont quelques exemples. Tenir un journal de repas peut aider à reconnaître et à éviter certains aliments déclencheurs.

Assurez-vous que votre régime alimentaire comprend des aliments comme les légumes-feuilles, les baies, les noix, les graines et les fruits de mer, riches en vitamines et minéraux qui favorisent l'équilibre hormonal et la fonction immunologique.

Maintenir une hydratation adéquate est essentiel pour la santé générale car cela peut réduire les ballonnements et améliorer la digestion.

Activité physique et exercice

L'exercice régulier contribue à améliorer la santé générale et à gérer les symptômes de l'endométriose. L'exercice aide à contrôler la douleur, à réduire l'inflammation et à améliorer l'humeur.

Les exercices qui ménagent le corps et peuvent aider à soulager la douleur et la raideur comprennent la marche, la natation et le vélo. De plus, le Pilates et le yoga aident à développer les muscles, à augmenter la souplesse et à favoriser le calme.

Augmenter la force musculaire permet de soulager l'inconfort et de soutenir les articulations. Privilégiez les activités de musculation à faible impact avec des bandes de résistance ou des poids légers.

La réduction du stress et la relaxation sont encouragées par l'intégration du mouvement physique avec la pleine conscience et le contrôle de la respiration que l'on retrouve dans des pratiques comme le yoga, le tai-chi et le qigong.

Thérapies alternatives

Un soulagement supplémentaire des symptômes de l'endométriose peut être obtenu grâce à une thérapie complémentaire et alternative.

En plus des traitements médicaux, ces thérapies peuvent aider à gérer la douleur, à réduire les niveaux de stress et à améliorer le bien-être général.

Acupuncture: Cette médecine traditionnelle chinoise soulage la douleur et favorise la guérison en introduisant de minuscules aiguilles dans certaines zones du corps. L'acupuncture est un moyen populaire pour les personnes souffrant d'endométriose de gérer leur inconfort pelvien et de réduire leur niveau de stress.

Phytothérapie : Un certain nombre d'herbes, dont l'huile d'onagre, le curcuma et le gingembre, ont des qualités anti-inflammatoires qui peuvent aider à contrôler les symptômes de l'endométriose.

Pour être sûr qu'ils sont sûrs et qu'ils n'entrent pas en conflit avec d'autres prescriptions, il est impératif de parler à un professionnel de la santé avant de commencer toute supplémentation à base de plantes.

Thérapie par massage : La massothérapie thérapeutique est un outil utile pour soulager la douleur, favoriser une meilleure circulation et réduire la tension musculaire. Les massages abdominaux ou pelviens spécialisés sont également utiles pour soulager la douleur et l'inconfort pelvien.

Soins chiropratiques : En améliorant l'alignement de la colonne vertébrale et en réduisant l'irritation nerveuse, les ajustements chiropratiques peuvent aider certaines personnes à gérer l'inconfort lié à l'endométriose.

Techniques de réduction du stress

Les symptômes de l'endométriose peuvent être aggravés par un stress prolongé. La gestion du stress est donc un élément essentiel d'un plan de soins complet.

Être attentif nécessite de se concentrer sur l'ici et maintenant sans porter de jugement. La méditation de pleine conscience fréquente peut être bénéfique pour réduire les niveaux de stress, d'anxiété et de tristesse qui sont souvent liés aux maladies chroniques douloureuses telles que l'endométriose.

Les exercices de respiration profonde, comme la respiration en boîte et la respiration diaphragmatique, peuvent soulager l'inconfort, réduire les niveaux de stress et apaiser le système neurologique.

Pour soulager les tensions physiques et le stress, la relaxation musculaire progressive (RMP) consiste à contracter puis à relâcher différents groupes musculaires. Il s'agit d'une méthode simple mais efficace pour soulager la douleur et favoriser le calme.

Importance du sommeil

Dormir suffisamment est essentiel pour la santé et le bien-être général, en particulier pour les personnes qui souffrent d'une maladie chronique comme l'endométriose.

Assurez-vous que votre environnement de sommeil est confortable et reposant, établissez un horaire de sommeil régulier et établissez un rituel nocturne apaisant.

Le sommeil peut être perturbé par la douleur et l'inconfort liés à l'endométriose. Pour améliorer la qualité de votre sommeil, essayez d'utiliser des oreillers qui soutiennent votre corps, un matelas confortable et des techniques de relaxation. Vous pouvez également consulter un professionnel de la santé pour obtenir d'autres recommandations.

Pour contrôler l'épuisement et maintenir les niveaux d'énergie, prêtez attention aux besoins de votre corps et faites des siestes ou des périodes de repos si nécessaire.

Soutien en matière de santé mentale et émotionnelle

La santé émotionnelle et mentale peut être affectée par l'endométriose. Afin de gérer la maladie de manière holistique, ces facteurs doivent être pris en considération.

Avoir une conversation avec un thérapeute ou un conseiller peut aider à résoudre les difficultés émotionnelles provoquées par l'endométriose, notamment le deuil, l'anxiété et la tristesse.

Pour le traitement de la douleur chronique, la thérapie cognitivo-comportementale (TCC) et la thérapie d'acceptation et d'engagement (ACT) sont particulièrement utiles.

Que ce soit en ligne ou en personne, rejoindre un groupe de soutien peut offrir un sentiment de communauté, des conseils pratiques et un soutien émotionnel. Avoir quelqu'un qui peut comprendre et valider vos expériences peut être extrêmement rassurant et validant.

Le traitement des émotions et la gestion du stress peuvent être réalisés de manière thérapeutique en écrivant vos pensées, vos sentiments et vos expériences. Cela peut également être utilisé pour surveiller les symptômes de santé émotionnelle et repérer les tendances.

Chapitre six

Causes et facteurs de risque

Des millions de personnes dans le monde souffrent d'endométriose, mais sa cause exacte reste inconnue. L'endométriose a une forte composante héréditaire.

Vous êtes peut-être plus susceptible de contracter l'endométriose si votre mère, votre sœur ou un autre membre de votre famille proche en est atteint. Ce lien familial nous rappelle clairement que l'endométriose est héréditaire et non « mentale ».

Il est impératif de vérifier les antécédents médicaux familiaux, car il existe des preuves indiquant que des gènes spécifiques associés à l'inflammation et à la réponse immunologique peuvent prédisposer une personne à l'endométriose. Informer votre professionnel de la santé si l'endométriose est présente dans votre famille contribuera à assurer une surveillance appropriée et une intervention rapide.

L'endométriose est parfois considérée comme une maladie induite par les œstrogènes, ce qui signifie que les conditions de forte concentration d'œstrogènes sont idéales pour la croissance de la maladie. Parmi ses nombreux autres effets, l'hormone œstrogène favorise le développement du tissu endométrial.

Cela peut inclure le tissu endométrial qui prolifère à l'extérieur de l'utérus chez les femmes atteintes d'endométriose. Les déséquilibres hormonaux, en particulier ceux impliquant une augmentation des taux d'œstrogènes ou une diminution de la progestérone, peuvent constituer l'environnement idéal pour l'apparition et la progression de l'endométriose.

Cependant, le système immunitaire semble faire défaut dans sa réponse aux patientes atteintes d'endométriose. Le système immunitaire permet au tissu endométrial de continuer à se développer en dehors de l'utérus au lieu de l'identifier et de l'éliminer.

Ce dysfonctionnement peut entraîner une inflammation à long terme, qui exacerbe la douleur et favorise la croissance de tissu cicatriciel.

Nous ignorons souvent l'impact que notre environnement a sur notre santé. Le risque d'endométriose a été associé à l'exposition à des produits chimiques spécifiques, notamment les PCB et les dioxines.

Ces substances ont la capacité de perturber l'équilibre hormonal délicat du corps, ce qui peut entraîner la croissance de tissus semblables à l'endomètre dans des zones inappropriées.

Même s'il est difficile d'éviter complètement les toxines environnementales, les gens peuvent plaider en faveur d'un environnement plus sain et prendre des décisions éclairées concernant leur exposition en étant conscients des effets potentiels de ces poisons.

Les menstruations rétrogrades sont l'une des hypothèses les plus largement reconnues sur la façon dont l'endométriose se développe. Cela se produit lorsque le sang menstruel pénètre dans la cavité pelvienne par les trompes de Fallope en sens inverse plutôt que de sortir du corps.

Des cellules endométriales, qui ont la capacité de se fixer et de proliférer dans la région pelvienne, sont présentes dans ce sang. Bien que de nombreuses personnes aient des menstruations rétrogrades, toutes ne développent pas d'endométriose, ce qui indique que d'autres facteurs peuvent être à l'œuvre en plus de la susceptibilité génétique et du dysfonctionnement du système immunitaire.

Certaines caractéristiques menstruelles spécifiques peuvent indiquer un risque accru d'endométriose. Le risque de développer une endométriose peut être accru par des variables telles qu'une apparition précoce des règles, des cycles menstruels brefs, un flux menstruel abondant et des règles prolongées.

On pense que ces éléments augmentent la possibilité de menstruations rétrogrades ou d'autres processus qui favorisent la croissance de tissus à l'extérieur de l'utérus qui ressemblent au tissu endométrial.

Il est important de parler à votre médecin de toute caractéristique menstruelle que vous pourriez avoir, en particulier si vous présentez des symptômes pouvant indiquer une endométriose.

Chapitre sept

Symptômes et diagnostic

L'endométriose est communément appelée la « maladie invisible » en raison de ses symptômes très variables qui sont souvent mal interprétés ou ignorés.

Symptômes typiques

L'endométriose se présente différemment chez chaque individu, ce qui rend le diagnostic extrêmement difficile. Néanmoins, un certain nombre de symptômes sont fréquemment associés à la maladie :

- Douleur pelvienne
- Règles douloureuses (dysménorrhée)
- Douleur chronique
- Douleur pendant les rapports sexuels (dyspareunie)
- Saignements menstruels abondants (ménorragie)

- Symptômes gastro-intestinaux
- Symptômes urinaires
- Fatigue Infertilité

Symptômes indésirables

Bien que les symptômes précédents soient fréquemment liés à l'endométriose, il existe d'autres symptômes moins courants qui peuvent compliquer le diagnostic :

- Douleurs thoraciques et toux sanglantes
- Douleur sciatique
- Symptômes neurologiques

Il existe un taux élevé d'erreurs de diagnostic en raison des symptômes de l'endométriose confondus avec ceux des kystes ovariens, des fibromes, du syndrome du côlon irritable (SCI) et des maladies inflammatoires pelviennes (MIP).

Même dans la communauté médicale, l'endométriose est encore mal comprise et sous-diagnostiquée malgré sa fréquence.

Diagnostic

La première étape du diagnostic de l'endométriose consiste à examiner en détail les symptômes et les antécédents médicaux de la patiente. Il faut pour cela discuter des seuils de douleur, des cycles menstruels et de toute endométriose dans la famille.

Les examens pelviens sont utiles pour détecter des anomalies telles que des kystes ou des cicatrices derrière l'utérus, mais ils ne sont pas toujours efficaces dans le diagnostic de l'endométriose, en particulier lorsque les lésions sont minuscules ou situées plus profondément dans la cavité pelvienne.

Pour exclure d'autres maladies ou détecter des kystes liés à l'endométriose, tels que les endométriomes (souvent appelés « kystes chocolat »), l'échographie et l'imagerie par résonance magnétique (IRM) sont fréquemment utilisées. Cependant, comme elles ne permettent pas d'identifier toutes les lésions endométriales, ces techniques d'imagerie ne permettent pas de poser un diagnostic concluant d'endométriose.

La laparoscopie, une intervention chirurgicale mini-invasive, est la référence absolue pour détecter l'endométriose. Afin d'inspecter visuellement les lésions endométriales, une petite incision est pratiquée pour insérer une petite caméra dans la cavité pelvienne au cours de cette intervention.

Au cours de l'opération, les lésions découvertes peuvent être excisées ou biopsiées. Bien que la laparoscopie offre un diagnostic concluant, il s'agit d'un traitement chirurgical comportant des risques et un temps de récupération.

La méthode de référence pour diagnostiquer l'endométriose est une intervention chirurgicale mini-invasive appelée laparoscopie. Au cours de cette procédure, une petite caméra est insérée dans la cavité pelvienne par une minuscule incision, ce qui permet au chirurgien d'inspecter visuellement les lésions endométriales.

Si des lésions sont détectées, elles peuvent être biopsiées ou retirées au cours de la même procédure. Bien que la laparoscopie fournisse un diagnostic définitif, il s'agit d'une intervention chirurgicale qui comporte des risques et un temps de récupération.

Chapitre huit

Options de traitement chirurgical

Dans la prise en charge de l'endométriose, la chirurgie est souvent indispensable, en particulier chez les femmes qui n'ont pas réagi aux médicaments ou aux changements de mode de vie. Les méthodes chirurgicales peuvent augmenter la fertilité et réduire considérablement la douleur.

Cependant, la chirurgie n'est pas un remède, vous devez donc évaluer soigneusement vos options avec votre professionnel de la santé avant de décider de subir une intervention chirurgicale.

Lors du diagnostic et du traitement de l'endométriose, la chirurgie peut être très importante, en particulier pour celles qui présentent des symptômes importants, un stade plus avancé de la maladie ou des difficultés à concevoir.

L'endométriose est une maladie chronique, même si la chirurgie peut soulager la douleur et améliorer la reproduction. Une récidive est possible même après la chirurgie. Il faut retirer ou détruire autant de tissu endométrial que possible pendant la chirurgie afin de soulager la douleur et de rétablir la fonction normale des organes endommagés.

Types d'interventions chirurgicales

Il existe différentes techniques chirurgicales pour traiter l'endométriose ; chacune présente ses propres avantages, inconvénients et résultats possibles.

Le degré de la maladie, les symptômes du patient et son désir de fertilité future influencent tous l'option chirurgicale.

Laparoscopie : La laparoscopie est une technique chirurgicale mini-invasive qui constitue la référence en matière de diagnostic et de traitement de l'endométriose.

Une petite incision abdominale est pratiquée afin d'insérer une minuscule caméra, appelée laparoscope, dans la cavité pelvienne pendant ce traitement.

Cela permet au chirurgien d'examiner visuellement les organes pelviens à la recherche de kystes, d'adhérences et d'anomalies endométriales. Si du tissu endométrial est découvert, il peut être retiré chirurgicalement ou éliminé par diverses méthodes.

Chirurgie d'excision : Cette intervention consiste à retirer la lésion endométriale et les tissus environnants. Cette approche est recommandée car elle élimine complètement la lésion, car elle réduit le risque de récidive et offre un soulagement plus complet de la douleur.

Lorsque l'endométriose affecte des structures vitales comme la vessie, le diaphragme ou le côlon, la chirurgie d'excision est conseillée plutôt que l'ablation, car elle est souvent plus efficace dans le traitement des cas modérés à graves de la maladie.

Chirurgie d'ablation : Les lésions endométriales sont détruites en surface à l'aide de chaleur ou d'un laser. Bien que cette technique contribue à réduire la douleur, elle peut laisser des tissus plus profonds et plus invasifs et n'éradique pas complètement la lésion.

Pour cette raison, l'ablation est moins efficace que l'excision et est généralement réservée aux situations plus légères ou lorsqu'un soulagement rapide des symptômes est nécessaire.

Laparotomie : Chirurgie ouverte pour les cas graves Une laparotomie est une technique chirurgicale ouverte dans laquelle la cavité pelvienne est accessible en pratiquant une incision abdominale plus large.

Lorsque les méthodes mini-invasives ne sont pas pratiques et qu'il existe une maladie généralisée dans le cas d'endométriose sévère, ce type de chirurgie est généralement réservé.

Une laparotomie permet une excision plus complète du tissu endométrial, en particulier lorsque les adhérences ont causé des dommages organiques considérables ou ont fusionné des organes.

Hystérectomie: Une procédure de dernier recours Une hystérectomie implique l'ablation de l'utérus ainsi que des trompes de Fallope (salpingectomie) et des ovaires (ovariectomie) dans certaines situations.

Bien qu'une hystérectomie puisse soulager la douleur associée à l'endométriose, elle ne constitue pas un remède. Même après l'ablation de l'utérus, l'endométriose peut persister, surtout s'il reste du tissu endométrial dans la cavité pelvienne.

Lorsque toutes les autres options ont échoué et que la femme ne souhaite pas avoir d'enfants à l'avenir, l'hystérectomie est généralement considérée comme sa dernière alternative.

Avantages et risques des options chirurgicales

Chaque intervention chirurgicale comporte des risques et des avantages, qui doivent être soigneusement évalués avant de décider d'un plan de traitement.

Avantages de la chirurgie

Lorsque les lésions endométriales, les kystes et les adhérences sont complètement éliminés, la chirurgie peut soulager considérablement et parfois immédiatement la douleur.

En éliminant les obstructions et en rétablissant l'anatomie normale, la chirurgie peut augmenter les chances d'une femme de devenir enceinte si elle souffre d'infertilité liée à l'endométriose.

Après l'intervention chirurgicale, de nombreux patients signalent une amélioration spectaculaire de leur qualité de vie, notamment une diminution de la douleur, une plus grande mobilité et un meilleur bien-être général.

Risques liés à la chirurgie

Même avec une intervention chirurgicale, l'endométriose peut réapparaître, en particulier si du tissu endométrial est laissé en place ou si des méthodes d'ablation sont utilisées plutôt que l'excision.

Les effets secondaires possibles comprennent des saignements, des infections, des lésions de la vessie ou des intestins et le développement d'adhérences, qui sont des formations de tissu cicatriciel pouvant blesser ou obstruer l'intestin.

La fertilité peut être affectée par certaines interventions (l'hystérectomie par exemple), et les adhérences dues à une chirurgie conservatrice peuvent parfois endommager les organes reproducteurs.

Chapitre neuf

Endométriose chez les adolescentes

Bien que l'endométriose soit souvent associée aux femmes adultes, elle peut apparaître beaucoup plus tôt, même à l'adolescence. Vivre avec l'endométriose peut être extrêmement difficile et isolant pour les jeunes, en particulier les adolescentes.

Il arrive que les symptômes soient considérés comme des troubles menstruels « normaux », ce qui retarde l'identification et le traitement. Les adolescentes souffrant d'endométriose peuvent présenter des symptômes qui sont mal interprétés ou ignorés par les soignants, les éducateurs et les professionnels de la santé.

Il est essentiel de comprendre que les douleurs menstruelles extrêmes chez les adolescentes ne sont pas « normales » et ne doivent pas être considérées comme un aspect naturel de la croissance.

Les adolescentes souffrant d'endométriose peuvent avoir des règles bien plus douloureuses que les règles habituelles. Ces douleurs peuvent perturber les activités quotidiennes, la fréquentation scolaire et les contacts sociaux. Elles commencent généralement avant les règles et durent tout le mois.

Contrairement aux douleurs menstruelles habituelles, les douleurs liées à l'endométriose peuvent durer tout le mois plutôt que seulement pendant le cycle menstruel. La qualité de vie d'une jeune personne peut être considérablement affectée par cette douleur chronique, qui peut provoquer une douleur intense dans le bas-ventre, le dos et même les jambes.

Les problèmes gastro-intestinaux chez les adolescentes peuvent inclure la diarrhée, la constipation, les ballonnements et les nausées, en particulier pendant le cycle menstruel. En retardant le diagnostic correct, ces symptômes sont souvent confondus avec d'autres maladies, comme le syndrome du côlon irritable (SCI).

Lorsqu'elles participent à des activités physiques comme du sport ou de l'exercice, certaines adolescentes atteintes d'endométriose ressentent une douleur qui peut être interprétée à tort comme une tension ou une blessure musculaire.

L'anémie et l'épuisement peuvent être le résultat de saignements menstruels abondants et prolongés, ce qui constitue un autre signe. Les adolescentes qui ont leurs règles doivent remplacer régulièrement leurs tampons ou serviettes hygiéniques et peuvent présenter de gros caillots de sang.

Les défis du diagnostic chez les adolescents

Le diagnostic de l'endométriose chez l'adolescente pose des difficultés particulières. Les symptômes de l'endométriose chez l'adolescente sont souvent négligés ou associés à tort à d'autres maladies en raison de l'idée fausse selon laquelle la maladie touche généralement les femmes plus âgées.

On dit souvent aux adolescentes qu'elles sont trop sensibles ou que leur inconfort est un aspect typique des menstruations. Lorsque leurs proches ne tiennent pas compte de leur souffrance, elles peuvent se sentir frustrées, seules et impuissantes.

Les symptômes de l'endométriose peuvent ressembler à ceux d'autres maladies courantes chez les adolescentes, telles que le syndrome du côlon irritable, la maladie inflammatoire pelvienne (MIP) ou les infections des voies urinaires (IVU), ce qui peut entraîner un diagnostic et un traitement incorrects.

La population générale et les professionnels de la santé ignorent généralement tout de l'endométriose chez les adolescentes. De nombreuses jeunes doivent donc attendre des années avant d'obtenir un diagnostic approfondi et des soins appropriés, ce qui peut entraîner un retard important dans le diagnostic.

Thérapie pour adolescents

Les adolescentes atteintes d'endométriose doivent recevoir un traitement personnalisé qui prend en compte leur objectif de fertilité future, la gravité de leurs symptômes et l'influence sur leur qualité de vie.

Les médicaments hormonaux, tels que les progestatifs, les pilules contraceptives ou les agonistes de l'hormone de libération des gonadotrophines (GnRH), sont fréquemment utilisés comme traitement de première intention chez les adolescentes afin de supprimer le cycle menstruel et de gérer la douleur.

La douleur et l'inflammation peuvent également être réduites grâce à l'utilisation d'anti-inflammatoires non stéroïdiens (AINS).

Une laparoscopie peut être conseillée si le traitement médical ne fonctionne pas ou si une endométriose est suspectée mais non prouvée.

Les lésions endométriales sont retirées ou détruites grâce à cette chirurgie mini-invasive qui permet de les identifier et de les traiter. Néanmoins, il est conseillé aux adolescentes qui subissent une intervention chirurgicale de procéder avec prudence, compte tenu des risques possibles et de l'importance de préserver leur fertilité.

Promouvoir un mode de vie sain comprenant de l'exercice régulier, une alimentation équilibrée et des méthodes de réduction du stress peut aider à contrôler les symptômes et à améliorer le bien-être général.

Les adolescentes aux prises avec l'endométriose peuvent bénéficier d'un soutien émotionnel et d'une formation aux compétences d'adaptation offerts par des groupes de soutien et des conseils.

Chapitre dix

Ménopause et endométriose

Bien que l'endométriose soit fréquemment associée aux femmes fertiles, elle peut également se développer, s'aggraver ou même commencer pendant la ménopause.

Les patientes atteintes d'endométriose ménopausique souffrent de symptômes et de difficultés différents de ceux des premières années de la maladie, ce qui nécessite une approche différente du diagnostic et du traitement.

La fin du cycle menstruel, ou ménopause, est généralement associée à une baisse du taux d'œstrogènes. De nombreuses personnes atteintes d'endométriose pensent que leurs symptômes devraient s'améliorer après la ménopause, car on pense que la maladie est dépendante des œstrogènes. Ce n'est cependant pas toujours le cas.

Certaines femmes peuvent ressentir des symptômes d'endométriose longtemps après la ménopause. Cela peut être dû au tissu endométrial qui est toujours présent dans le corps et qui continue à provoquer une gêne et une inflammation, en particulier chez les femmes qui ont suivi un traitement hormonal substitutif (THS) ou qui présentent naturellement des taux élevés d'œstrogènes dans leur circulation sanguine.

Dans de rares cas, l'endométriose peut être découverte pour la première fois pendant ou après la ménopause. Cela peut être lié à des cas non détectés ou asymptomatiques dans le passé, ou être provoqué par une intervention chirurgicale liée à la ménopause ou par des changements hormonaux.

Thérapie de remplacement hormonal (THS)

Les bouffées de chaleur, les sueurs nocturnes et la sécheresse vaginale font partie des symptômes de la ménopause fréquemment traités par un traitement hormonal substitutif. Le traitement hormonal substitutif présente toutefois des difficultés particulières pour les femmes ayant des antécédents d'endométriose.

Oestrogènes et récurrence des symptômes : Le traitement hormonal substitutif (THS), en particulier le traitement à base d'œstrogènes seuls, a le potentiel d'accélérer la croissance du tissu endométrial restant, ce qui pourrait entraîner une récidive des symptômes de l'endométriose.

Les femmes qui ont des antécédents d'endométriose devraient discuter avec leur médecin des avantages et des inconvénients du traitement hormonal substitutif (THS) et, si nécessaire, elles devraient également étudier d'autres options.

THS combiné : En utilisant conjointement la progestérone et l'œstrogène, certains des risques liés au THS à base d'œstrogènes seuls peuvent être réduits. La progestérone peut réduire le risque de formation de tissu endométrial en équilibrant les effets de l'œstrogène.

Traitements non hormonaux : Les traitements non hormonaux, tels que les modifications alimentaires, les changements de mode de vie et les médicaments, peuvent aider à contrôler les symptômes de la ménopause sans augmenter le risque de récidive de l'endométriose chez les personnes qui ne peuvent ou ne veulent pas utiliser de THS.

Considérations pour les femmes ménopausées

Les femmes ménopausées atteintes d'endométriose peuvent avoir des conséquences particulières sur leur santé qui nécessitent une gestion et une observation prudentes.

Risque de cancer de l'ovaire : Les recherches indiquent que les femmes atteintes d'endométriose, en particulier celles qui sont ménopausées, pourraient avoir un risque légèrement plus élevé de développer un cancer de l'ovaire.

Il est essentiel de rester attentif aux signes tels que les ballonnements, les douleurs pelviennes et les modifications des habitudes intestinales ou vésicales. Vous devriez également parler à un professionnel de la santé de toute inquiétude que vous pourriez avoir.

Adhérences et cicatrices : Les adhérences et les cicatrices liées à l'endométriose peuvent causer des douleurs et de l'inconfort bien au-delà de la ménopause. Les adhérences peuvent provoquer un blocage intestinal ou des douleurs pelviennes persistantes, ce qui nécessite des soins continus et, dans certaines situations, une intervention chirurgicale.

Ostéoporose et santé osseuse : Les femmes atteintes d'endométriose peuvent être plus sujettes à l'ostéoporose, surtout si elles ont subi un traitement hormonal de suppression à long terme ou si leurs ovaires ont été retirés (ovariectomie).

Le maintien de la santé osseuse nécessite des examens réguliers de la densité osseuse ainsi que des interventions préventives comme la supplémentation en vitamine D et en calcium et des exercices de port de poids.

Symptômes après la ménopause

Une stratégie personnalisée est nécessaire pour gérer les symptômes de l'endométriose après la ménopause, en tenant compte de la nature continue des symptômes ainsi que des besoins généraux de santé des femmes plus âgées.

Pour les femmes ménopausées atteintes d'endométriose, la gestion de la douleur chronique reste un enjeu majeur. Les AINS, la physiothérapie, l'acupuncture et les méthodes de réduction du stress basées sur la pleine conscience font partie des options disponibles.

Des soins complets peuvent être fournis grâce à une approche multidisciplinaire comprenant des physiothérapeutes, des médecins en santé mentale et des spécialistes de la douleur.

Chez certaines femmes, une intervention chirurgicale peut être nécessaire pour traiter des douleurs chroniques ou d'autres problèmes, notamment une obstruction intestinale. En fonction de l'étendue de la maladie et de l'état de santé général, les options chirurgicales vont des traitements moins intrusifs pour éliminer les lésions ou les adhérences endométriosiques aux procédures plus complexes.

Maintenir un mode de vie sain peut aider à gérer les symptômes et à améliorer le bien-être. Faire de l'exercice régulièrement, adopter une alimentation saine riche en aliments anti-inflammatoires et adopter des méthodes de réduction du stress peuvent tous contribuer à réduire l'inflammation, à améliorer l'humeur et à améliorer la qualité de vie.

Vieillir en bonne santé malgré l'endométriose

Le vieillissement lié à l'endométriose pose des difficultés particulières, mais avec les techniques appropriées, les femmes peuvent contrôler avec succès leurs symptômes et préserver une qualité de vie élevée.

La gestion des comorbidités, la surveillance de tout changement dans les symptômes et le maintien de la santé générale dépendent tous de visites régulières auprès des professionnels de la santé.

Mettre l'accent sur une alimentation équilibrée, des exercices réguliers et des techniques de santé mentale peut améliorer le bien-être physique et mental en favorisant un sentiment de contrôle et de bien-être.

Annexe A : Glossaire des termes

Ce glossaire fournit des définitions des termes clés utilisés tout au long du livre, vous aidant à mieux comprendre le langage utilisé par les professionnels de la santé.

Ablation: *Une intervention chirurgicale qui détruit les lésions endométriales à l'aide de la chaleur ou du laser.*

Adhésions : *Bandes de tissu cicatriciel qui peuvent se former entre les organes et les tissus, provoquant souvent des douleurs ou des complications.*

Dysménorrhée: *Règles douloureuses, qui peuvent être sévères et invalidantes en cas d'endométriose.*

Endométriomes : *Un type de kyste ovarien formé à partir de tissu endométrial, souvent rempli de sang foncé et épaissi.*

Chirurgie d'excision : *Une intervention chirurgicale qui consiste à éliminer les* *lésions endométriales et les tissus environnants.*

Laparoscopie : *Une intervention chirurgicale mini-invasive utilisée pour diagnostiquer et traiter l'endométriose.*

Maladie inflammatoire pelvienne (MIP) : *Une infection des organes reproducteurs féminins, qui peut imiter certains symptômes de l'endométriose.*

Menstruations rétrogrades : *Une affection dans laquelle le sang menstruel reflue dans la cavité pelvienne, ce qui peut entraîner une endométriose.*

Annexe B : Ressources et organismes de soutien

L'endométriose peut être un véritable défi, mais vous n'êtes pas obligée de la surmonter seule. Cette annexe répertorie les ressources et les organismes de soutien qui fournissent des informations, du soutien et des services de défense aux personnes touchées par l'endométriose.

Association pour l'endométriose

Fournit des ressources éducatives, des groupes de soutien et des financements de recherche pour améliorer la vie des personnes touchées par l'endométriose.

Site web:www.endométrioseassn.org

Fondation américaine pour l'endométriose

Propose des services de défense des droits des patients, des campagnes de sensibilisation et des initiatives de recherche axées sur l'endométriose.

Site web:*www.endofound.org*

Centre de soins pour l'endométriose

Spécialisé dans les soins et le traitement complets de l'endométriose, y compris la chirurgie mini-invasive.

Site web:www.centerforendo.com

Le Collège américain des obstétriciens et gynécologues (ACOG)

Fournit des lignes directrices, du matériel pédagogique et des ressources pour les patients et les prestataires de soins de santé.

Site web:www.acog.org

Réseau de soutien pour les douleurs pelviennes

Se concentre sur la fourniture de soutien et d'information aux personnes souffrant de douleurs pelviennes chroniques, y compris l'endométriose.

Site web: *www.pelvicpain.org.uk*

La fin